AYUNO INTERMITENTE

El objetivo de este libro es ayudarte a que aprendas todo lo que necesitas saber sobre el ayuno intermitente, para que así, empieces a ponerlo en práctica.

CONTENIDO

1. ¿QUÉ ES EL AYUNO INTERMITENTE?

El ayuno intermitente es un modelo, método o forma de alimentación que va por ciclos, donde se experimentan periodos en los que se ayuna y otros periodos en los que se come. No es una dieta, podría decirse que es un programa de comidas.

En los últimos años ha ganado gran popularidad en algunos casos para bajar de peso y en otros para mejorar la salud; ya que si se hace de forma correcta, el ayuno intermitente puede aportar beneficios significativos para la salud, entre los que se encuentran adelgazar, corregir niveles de azúcar, colesterol y triglicéridos, entre otros.

2. ¿ES LO MISMO AYUNAR QUE MORIRSE DE HAMBRE?

Definitivamente No. Ayunar se diferencia de la inanición, porque esta última es la falta involuntaria de alimento durante un largo periodo de tiempo, y puede derivar en enfermedades e incluso la muerte; mientras que el ayuno, ya sea por motivos religiosos o de salud, es intencional y controlado.

3. COMO AFECTA EL AYUNO INTERMITENTE AL CUERPO

El ayuno intermitente genera cambios significativos en el cuerpo humano entre los que se destacan:

- Restringir la ingesta de calorías en el cuerpo humano.

- Mejora el funcionamiento de las hormonas.

- Mejora la sensibilidad a la insulina.

- Se aumenta la secreción de la hormona del crecimiento, acelerando la síntesis de proteínas y la grasa queda disponible como fuente de energía.

- Se activa la autofagia, eliminando células dañadas, contribuyendo a la reparación y ayudando al proceso de regeneración del cuerpo.

- Promueve la salud de las mitocondrias, donde comienza la producción de energía.

- Mejora la concentración y la lucidez mental.

- Disminuye el estrés oxidativo. Es decir, es antienvejecimiento.

4. DENSIDAD NUTRICIONAL EN TUS COMIDAS

Este es un tema fundamental, sea porque se esté iniciando el ayuno intermitente o ya se haya realizado alguno, se debe asegurar de que en las comidas el cuerpo este recibiendo los nutrientes esenciales y necesarios, es decir:

- 9 aminoácidos esenciales: arginina, leucina, isoleucina, valina, metionina, lisina, fenilalanina, triptófano, treonina, histidina.

- Ácidos grasos como el EPA, DHA y el omega 6 ARA.

- Vitaminas esenciales: Vitamina A, C, D, E, K, B1 (tiamina), B2 (Riboflavina), B3 (Niacina), B5 (Ácido patogénico), B7 (Biotina), B6, B12 (Cianocobalamina), B9 (Ácido fólico).

- Minerales: Calcio, hierro, yodo, zinc, magnesio, selenio, cobre, sodio, potasio, fosforo, manganeso, azufre, entre otros.

Es importante que se aporten todos los

nutrientes necesarios, esto puede alejarte de tener episodios de ansiedad por comer, antojos, calambres, problemas de sueño, fatiga, entre otros problemas.

4.1 ¿Qué incluir en la dieta?

- Fuentes de grasas saludables como aceite de coco, nueces, aceitunas, aceite de oliva, mantequilla clarificada, aceite de aguacate y/o aguacate.

- Fuentes de proteína de alto valor biológico y biodisponibilidad como el pollo, la carne vacuna, el pescado y los huevos.

- Proteína vegetal como lentejas, garbanzos, frijoles, arvejas, etc.

- Vinagre de manzana antes de las comidas, ya que ayuda a mejorar la respuesta insulinica.

- Caldo de huesos, un gran aliado ya que su valor nutricional es muy significativo.

5. ¿QUÉ HACER SI SIENTES ANSIEDAD O GANAS DE COMER?

En momentos de ansiedad el café, el té, el chocolate al 80% y las infusiones pueden ayudarte a disminuir el apetito y la ansiedad momentánea.

Lo ideal cuando se presentan las ganas de comer, es precisamente no comer, sin embargo, si es inevitable o no lo puedes controlar, el yogurt griego sin azúcar ni edulcorantes, la leche de coco sin endulzar, nueces (Macadamia, almendra, pecana, nogal), bayas (Frambuesas, fresas, moras), coco fresco, caldo de huesos y los huevos son alternativas ideales para nutrirse, dar saciedad y no generar picos de insulina al ingerirlos. Es importante recordar que si está dentro de las horas de ayuno, el café, el agua con gas, infusiones o el té son ideales.

Finalmente es necesario que tengas paciencia, es normal sentir hambre al principio, luego de unos días o semanas el cuerpo se ira adaptando y todo será mucho más fácil.

6. COMO COMBINAR EL EJERCICIO CON EL AYUNO

Para combinar el ejercicio con el ayuno se deben tener en cuenta los siguientes aspectos:

- Si el objetivo del ayuno intermitente es adelgazar, es importante que el déficit calórico sea moderado y que se intente perder entre 0,5 y 1% de peso a la semana.

- Incluir sesiones de fuerza en la rutina de entrenamiento aumentado a su vez la ingesta de proteínas, para poder mantener la masa muscular.

- Es conveniente entrenar justo antes de la comida más grande del día; y si se quiere combinar entrenamientos de alta intensidad con periodos de ayuno, es recomendable consultar con un médico o especialista en temas de nutrición y deporte.

7. ¿CÓMO AFECTA A LAS CÉLULAS Y LAS HORMONAS EL AYUNO INTERMITENTE?

Cuando se realizan ayunos se presentan muchos cambios a nivel celular y molecular, algunos de ellos son:

- Hormona del crecimiento HC; los niveles de la hormona del crecimiento se disparan y pueden llegar a aumentar hasta 5 veces, lo que favorece la pérdida de peso y la ganancia de musculo.

- La sensibilidad a la insulina mejora significativamente y sus niveles disminuyen de manera drástica.

- Durante los ayunos las células inician un proceso de reparación celular, las células eliminan las proteínas viejas y disfuncionales.

- Se dan cambios en la función de los genes relacionados con la longevidad y la protección contra enfermedades.

8. ¿EL AYUNO INTERMITENTE ES APTO PARA TODOS?

El ayuno de forma intermitente es ideal para todas las personas que gocen de buena salud; y no es muy recomendable para personas que sufren de diabetes u otros tipos de trastornos metabólicos, enfermedades cardiovasculares y cáncer.

Además es importante resaltar que el ayuno no es apropiado para niños, mujeres embarazadas o en periodo de lactancia, personas de edad avanzada y personas que han tenido trastornos de alimentación.

9. OCHO CONSEJOS PARA EMPEZAR EL AYUNO INTERMITENTE

Es importante que tengas en cuenta los siguientes consejos:

- No exagerar con las proporciones de comida después de haber ayunado.

- Es ideal consultar al médico para conocer la situación de salud actual antes de iniciar el ayuno.

- Se deben adoptar hábitos alimenticios adecuados, siguiendo una dieta saludable y equilibrada.

- Beber mucha agua o infusiones sin azúcar.

- Tener paciencia, mientras el cuerpo se adapta a los cambios que el ayuno conlleva.

- Hacer entrenamientos de fuerza con regularidad y asegurarse de comer suficiente proteína para no perder masa muscular.

10. CONSEJOS PARA NO ABANDONAR EL AYUNO

Mantenerse firme al iniciar un programa de ayuno intermitente no es una tarea fácil, por eso las siguientes recomendaciones le permitirán mantenerse bien encaminado y maximizar los beneficios del ayuno.

- Mantenerse hidratado, beber mucha agua y bebidas sin calorías como te de hierbas durante todo el día.

- Manténgase ocupado, especialmente en los días de ayuno, para evitar pensar en la comida.

- Evite las actividades extenuantes especialmente en los días de ayuno, ejercicio ligero como el yoga son de gran ayuda.

- Consumir alimentos de gran volumen, que te dejen satisfecho pero que sean bajos en calorías, tales como palomitas de maíz, vegetales crudos y frutas con alto contenido de agua como las uvas y el melón.

- Mejorar el sabor de tus comidas con ajos, hierbas, especias o vinagre, estos alimentos son extremadamente bajos en calorías, pero llenos de sabor.

11. BCAAS

11.1 ¿Qué son los BCAAs?

BCAA es la abreviación de Branched – Chain Amino Acid o en español Aminoácidos Ramificados o Aminoácidos de Cadena Ramificada. Se definen como un tipo de aminoácidos que no son lineales y que se relacionan con la síntesis proteica (Leucina, Isoleucina y Valina), que son los tres aminoácidos esenciales.

Los BCAAs estimulan mediante la activación de una enzima que se encarga del crecimiento celular. Esta encima se llama mTor (Diana de rapamicina en células de mamífero).

11.2 Beneficios de los BCAAs

Los BCAAs tienen una larga lista de beneficios, tales como:

- Mejorar la síntesis proteica post – entreno

- Mejorar el sistema inmune.

- Mejorar la recuperación muscular.

- Reducir las agujetas y la fatiga.

- Mejorar el sueño, etc.

12. PROTEÍNA WHEY

12.1 ¿QUÉ ES LA PROTEÍNA WHEY?

La proteína Whey o proteína de suero es una proteína de muy alta calidad y con un aminograma completo.

La proteína Whey viene de la leche, recordemos que la leche es una fuente casi perfecta de proteínas.

12.2 ¿TIPOS DE WHEY?

Existen tres tipos de proteína Whey, los cuales dependen de la pureza y disponibilidad de los aminoácidos que son:

- Concentrado de suero. Es el más básico, tiene entre el 35 y el 85% de concentración proteica. En este caso, al suero se le aplica un proceso de filtración en el que se separa gran cantidad de la grasa y la lactosa que contiene.

- Aislado de suero. Este cuenta con una concentración entre el 85 y 95% de concentración proteica. Este suero es sometido a un filtrado más lento, lo que permite obtener un producto más puro y sin trazas de otros nutrientes como grasa o CH.

- Hidrolizado de suero. Es la proteína Whey más cara del mercado, esta proteína pasa por un proceso de hidrolisis con el cual las proteínas de cadena más largas se rompen creando unas más cortas.

12.3 EFECTOS DE LA PROTEÍNA WHEY

A la proteína Whey se le asociación los siguientes efectos:

- La proteína de suero eleva la síntesis proteica muscular en mayor grado que otras fuentes de proteína a corto plazo.

- Esta proteína estimula la producción de insulina

en mayor medida que otras fuentes de proteína.

- Se asocia a una mayor pérdida de peso cuando se incluyen en la dieta, dosis más elevadas que las cantidades recomendadas diariamente.

- La suplementación con Whey aumenta la masa muscular magra en dietas hipercalóricos.

- Se cree que contribuye a la disminución de triglicéridos en sangre, así como la disminución de la presión arterial.

12.4 ¿POR QUÉ TOMAR PROTEÍNA DE SUERO?

La proteína Whey es una opción de alta calidad que se puede tener en cuenta en la dieta, aunque no debe convertirse en la fuente principal de proteína, para ello se encuentran en el mercado opciones como la leche entera, los huevos enteros, carnes, pescados, etc.

13. EL AYUNO INTERMITENTE PARA MUJERES

Para iniciar es importante destacar que el ayuno intermitente no es una buena idea para mujeres embarazadas, con trastornos de alimentación y problemas de insomnio y estrés severo.

El ayuno intermitente es una técnica apropiada tanto para hombres como para mujeres, sin embargo, las mujeres tienen un metabolismo y un sistema hormonal diferente que puede entrar en conflicto cuando se realiza algún régimen dietético estricto. Es decir, que un ayuno intermitente demasiado riguroso o realizado de manera incorrecta podría causar alteraciones hormonales a la larga.

Sin embargo, tomando las precauciones adecuadas se pueden disfrutar de todos los beneficios del ayuno sin generar efectos adversos para la salud.

Existen algunas funciones femeninas que pueden verse alteradas por el aporte energético, como es el caso de la ovulación y el embarazo, que son funciones reguladas por hormonas, y se libera en pulsos con intervalos frecuentes; estos pulsos se afectan por factores ambientales, entre los que se encuentra el ayuno; el cuerpo puede asociar esta situación como un factor de estrés afectando el adecuado funcionamiento de su organismo. Estos cambios hormonales también causan irregularidades en el periodo muestral.

Si al iniciar tu ayuno intermitente presentas algunas de estas situaciones:

• Tu ciclo menstrual se hace irregular o se detiene.

• Comienzas a notar alteraciones en el ciclo del sueño.

• Notas que tu cabello comienza a caerse

• Comienzas a desarrollar problemas de acné o piel seca

• Notas que tu recuperación del ejercicio es más lenta

- Notas cambios de humor o poca tolerancia al estrés

- Notas palpitaciones o ritmo acelerado del corazón

- Se disminuye de repente tu tolerancia al frio.

Es importante entonces que al iniciar el ayuno intermitente tengan en cuenta las siguientes recomendaciones:

- Se recomienda el ayuno intermitente alternado o interdiario, no es recomendable el ayuno de 16 horas todos los días sin descansos.

- La frecuencia de ayunos a la semana no debe ser mayor a 3 y los protocolos de ayuno no deben exceder las 16 horas.

- Se puede aumentar el número de días en ayuno a 4, durante una semana al mes.

- No es conveniente comenzar con ayunos de 16 horas inmediatamente, se recomienda comenzar con 10 horas y luego ir aumentando el número de horas de dos en dos hasta llegar a 16.

- Durante los días de ayuno es recomendable realizar ejercicio físico ligero para evitar aumentar el estrés metabólico, causando con ello un desequilibrio hormonal. Luego, en los días sin ayuno, aprovechar para realizar ejercicio físico de manera intensa.

- Durante los días de ayuno, se debe tomar abundante líquido y escuchar siempre al organismo.

- Utilizar suplementos de BCAA's los cuales son especialmente útiles antes de comenzar cualquier rutina de ejercicio en estado de ayuno.

14. ESCOGE EL TIPO DE AYUNO INTERMITENTE QUE MAS FUNCIONE PARA TI

Existen diferentes modalidades de ayuno intermitente, escoger cual es el ideal para ti depende de que tanto se ajuste a tu estilo de vida y que tan adaptado este tu cuerpo. A continuación encontraras mayor información de cada tipo de ayuno intermitente.

14.1 Ayuno Intermitente 16/8

Este ayuno también recibe el nombre de Protocolo Lean Gains, fue desarrollado en 2006 por el entrenador personal sueco Martin Berkhan.

Este es uno de los protocolos que se adapta mejor a la vida clásica de trabajo actual, además no es tan drástica y apunta a la sostenibilidad de los principiantes.

Está basado en el ayuno intermitente y en levantar grandes pesos y tiene como finalidad ayudar en el campo de la recomposición corporal, es decir, contribuye con la perdida de grasa y ganar músculos a la vez.

14.1.1 Que incluye el ayuno 16/8

En este método incluye:

- Ayunar durante 16 horas y comer durante las otras 8, aunque no se debe ser tan estricto y puedes mantener las horas de ayuno entre 14 y 18 horas.

- Levantar peso focalizado durante el entrenamiento; enfocándose en 4 ejercicios básicos que son: peso muerto, sentadillas, press de banca y dominadas.

- Es importante tener en cuenta la variación de +20% de las calorías de mantenimiento en los días de entreno y -20% de las calorías de mantenimiento en los días de descanso.

- Es recomendable entrenar tres (3) días a la semana.

- Consumir mucha proteína diariamente, se recomiendan 3 gramos por cada kilogramo de peso.

- En los días de entreno mantener los CH's elevados y las grasas bajas; y en los días de descanso hacer lo contrario (Pocos hidratos y más grasas).

14.1.2 Ventajas del Ayuno 16/8

A continuación se destacan las principales ventajas de este ayuno:
- Aumenta la sensibilidad a la insulina.

- Promueve la oxidación de grasas.

- Aumenta de forma significativa los niveles de hormona de crecimiento.

- Promueve la autofagia y la regeneración celular.

- Mejorar el perfil lipídico y reduce los triglicéridos.

- Aumenta la longevidad y reduce el envejecimiento.

- Reduce marcadores inflamatorios.

- Tiene beneficios potenciales en la salud cerebral y cardiovascular

- Parece limitar el crecimiento de células tumorales.

- Mejora la relación con la comida, reduce ansiedad y mejora la vida social.

14.1.3 Opciones que plantea este protocolo

Opción 1 – Entrenamiento en Ayunas

Para iniciar se destaca que en este protocolo el entrenamiento se realiza en ayunas; se realizaría una comida inmediatamente después, la cual se recomienda sea la más abundante; tres horas después se realiza una segunda comida un poco más liviana y tres horas después la última comida del día, para dar inicio al tiempo de ayuno.

Podrías seguir las siguientes orientaciones:

• Entre las 11:30 am a 12:00 m – Realizar de 10 a 15 minutos de preentrenamiento; 10 gramos de BCAAs.

• De 12:00 m a 1:00 pm – Realizar el entrenamiento.

• A la 1:00 pm – Realizar la comida post– entrenamiento (Recuerda que debe ser la más grande del día)

• A las 4:00 pm – Realizar la segunda comida.

• A las 9:00 pm – Realizar la última comida antes de iniciar el ayuno.

Observaciones:
• No es obligatorio realizar las 3 comidas; se pueden hacer dos comidas, aunque las tres comidas permiten una distribución más equitativa de las proteínas.

- Se recomienda consumir BCAAs o Whey antes de entrenar para evitar el catabolismo muscular.

Opción 2 – Entrenamiento Temprano en Ayunas

Este protocolo también incluye un entrenamiento en ayunas, solo que se realiza muy temprano.

Inicialmente el protocolo planteaba hacer 3 tomas de BCAAs (Una antes de realizar el entreno y dos post-entrenamiento, la primera justo después de entrenar y la segunda dos horas después). Pero también se ha considerado contar ocho horas tras el entrenamiento y consumir dos o tres comidas mixtas al gusto y cuando finalicen las ocho horas, iniciar el ayuno diario.

Opción 3 – Una Comida Pre - Entrenamiento

Esta opción plantea una comida pre – entrenamiento que ocupe el 25% de las calorías del día y 1/3 de las proteínas.

Post – entrenamiento se realiza la comida principal del día, que debe corresponder un 40 o 50% de las calorías del día y tres horas después realizar una última comida que sea similar a la primera.

La rutina podría realizarse de la siguiente manera:

- 1:00 pm – Se realiza la comida pre entrenamiento, recuerda que debe contener entre 20 y 25% de las calorías diarias.

- 4:00 pm a 5:30 pm – Se realiza el entrenamiento, recuerda dejar pasar unas dos o tres horas desde la primera comida.

- 6:00 pm – Realizar el post – entrenamiento, recuerda que es la comida más grande del día.

- 9:00 pm – Realizar la última comida antes de iniciar el ayuno.

Opción 4 – Dos Comidas Antes del Entrenamiento

Este método es igual que el anterior, solo que no es una comida, sino dos antes de entrenar; esta es una opción ideal para las personas que prefieren o se les facilita entrenar por la tarde y realizar el ayuno por la mañana.

En este caso, la comida más importante sería la última, la cual abarca el 50% de las calorías totales.

14.2 Ayuno Intermitente 12/12

Este es probablemente el método más sencillo y la mejor opción para incursionar en los ayunos intermitentes, especialmente para aquellas personas que siguen hábitos alimenticios no tan favorables, donde se come constantemente, se incluyen alimentos procesados o de alto contenido de carbohidratos.

El ayuno 12/12 solo requiere ingerir tres comidas en 12 horas, es recomendable a cualquier edad y en cualquier temporada.

Es excelente para aumentar la masa corporal, combinado con un equilibrio proteínico en todas las comidas.

14.2.1 Beneficios del ayuno 12/12

Dentro de los beneficios del ayuno 12/12 se destacan los siguientes:

- Es muy flexible, la mayor parte del tiempo del ayuno se está durmiendo, no se sentirá gran ansiedad ni debilidad, lo que permite mantenerlo en el tiempo.

- No hay necesidad de saltarse el desayuno, que ha sido considerado como la comida más importante del día porque además de activar el metabolismo, brinda la energía necesaria para las actividades del día.

- Ayuda a controlar el peso, debido a que comer por periodos de tiempo más reducidos permite tener un mayor control sobre las calorías que se ingieren, equilibrando el gasto energético

• El realizar ayunos prolongados permite una mayor segregación de la hormona del crecimiento HGH, lo que contribuye al desarrollo muscular y promueve la quema de grasa.

14.3 Ayuno Intermitente 5:2

La dieta 5:2 consiste en comer cantidades regulares de alimentos saludables durante 5 días y reducir la ingesta de calorías durante los otros dos días.

Durante los dos días de ayuno, los hombres consumen aproximadamente 600 calorías y las mujeres 500 calorías.

Se recomienda dejar al menos un día sin ayuno entre los días de ayuno. Por ejemplo, ayunar lunes y jueves, y comer normalmente los otros días.

14.3.1 Protocolo 28 días

Este plan consta de siete fases que son:

Fase 1 – Detox

Esta fase ocupa los primeros cuatro días del ayuno y su objetivo es eliminar los alimentos procesados y permitir que el cuerpo se prepare para las etapas de quema de grasa que siguen.

Se requiere consumir un 50% de carbohidratos, un 30% de proteína y un 20% de grasa.

Durante esta fase se disminuye el consumo total de alimentos, para permitir que el cuerpo se recupere de los excesos que se puedan presentar.

Fase 2 – Proteína y Grasas Sanas

Esta es la etapa más importante, se realiza en 3 ocasiones durante los 28 días, estas son:

• Fase 2; Sucede de los días 5 al 8.

- Fase 4; Se presenta de los días 13 al 16.

- Fase 6; Se presenta de los días 21 al 24.

En esta etapa se busca equilibrar la dieta con un 20% e carbohidratos, 40% de proteína y 40% grasas.

Las verduras no están restringidas, ni las frutas de ensalada; se puede incluir una porción de fruta en el desayuno, pero no es muy recomendable consumirla a lo largo del día, mucho menos como postre.

En esta fase se evitan las comidas dulces, incluido el chocolate por muy negro que sea.

Fase 3 – Hidratos Buenos

Esta fase se da en dos ocasiones que son:

- Fase 3, que se da de los días 9 al 12.

- Fase 5, que se presenta de los días 17 al 20.

En esta fase se busca un equilibrio de 40% carbohidratos, 40% proteína y 20% grasas.

Se deben evitar pasteles y galletas; la fruta se consume con moderación dividiéndola en tres porciones al día, acompañando preferiblemente con las comidas.

Está permitido el chocolate más puro que tenga un 70% de cacao, consumiendo un máximo de seis cuadritos equivalentes a 20 gramos al día.

Los carbohidratos ideales para consumir en esta etapa son el arroz, la avena, las patatas, la calabaza, las lentejas, la quinoa, los garbanzos, las judías, las nueces de todo tipo y el chocolate negro.

Fase 4 – Comer Equilibrado

Esta es la última fase del programa, con la cual se busca conseguir un correcto balance en la alimentación. Se debe consumir tres comidas al día, sin alcohol, sin medias mañanas o medias tardes.

14.3.2 Recomendación para un menú sencillo

Desayuno

El desayuno es una de las comidas más importantes, por ello es necesario que contenga las proteínas necesarias para evitar que la falta de energía afecte negativamente el rendimiento del día.

Para el desayuno puedes consumir un par de huevos revueltos con jamón, acompañados de un café, un té verde o simplemente agua.

Almuerzo

La proteína de pescado es ideal, especialmente para los días en que la ingesta de calorías debe ser una cuarta parte de la cantidad diaria recomendada, puede consumirse a la plancha, acompañado de verduras en cantidades mínimas.

Antes de la cena, se pueden consumir unas pocas almendras, fresas o la mitad de una manzana, para que no se excedan las 180 calorías.

Cena

Para esta última comida del día, se recomiendan carnes blancas bajas en grasa, puede ser pavo o pollo acompañado con verduras; importante no exceder las 180 calorías en este plato.

Se recomienda utilizar potencializadores de sabor como el limón, el perejil y así evitar las salsas que aportan demasiadas calorías.

14.4 Dieta Cetogenica

Este es un plan de alimentación bajo en hidratos de carbono y rico en grasas, implica reducir los carbohidratos de una forma drástica, aportando grandes beneficios para la pérdida de peso, la salud y el rendimiento deportivo.

Esta dieta incluye la ingesta de alimentos ricos en grasas buenas del 60 al 75%, como son las nueces, aceite de coco, aguacate, pescado azul, etc., lo que debe combinarse con alimentos que contengan del 15 al 30% en proteínas, limitando los carbohidratos a verduras verdes sin pasarse del 20% de las calorías en cada ingesta.

14.4.1 Tipos de dietas

Existen muchas versiones, entre las que se destacan las siguientes:

Estándar DCE

Es un plan de alimentación bajo en hidratos de carbono, incluye una ingesta moderada de proteínas y alto en grasas. Normalmente contiene un 75% de grasas, un 20% de proteínas y solo un 5% de carbohidratos.

Cíclica DCC

Esta implica periodos de consumos más altos en carbohidratos, normalmente incluye cinco días Cetogenica seguidos de dos días de carbohidratos.

Adaptada DCA

Esta permite añadir un poco de carbohidratos los días de entrenamiento.

Alta en Proteínas

Similar a la estándar, incluye más proteínas, aproximadamente 60% grasas, 35% proteínas y 5% de carbohidratos.

14.4.2 Beneficios

Este tipo de programa aporta diversos beneficios entre los que se destacan:

• Ayuda a perder el exceso de grasa.

• Mejora la sensibilidad a la insulina.

• Mejora niveles de colesterol HDL, presión sanguínea y azúcar presente en la sangre.

• Esta dieta se ha usado para tratar muchos tipos de cáncer y reducir el crecimiento de tumores.

• Investigaciones han demostrado que se puede reducir en gran medida las crisis epilépticas, especialmente en niños.

• Un estudio estableció que ayuda a mejorar los síntomas de Parkinson.

14.4.3 Alimentos que deben evitarse

Mientras se acuda a este método se deben evitar los alimentos ricos en carbohidratos como son:

- Refrescos, zumos de frutas, batidos, tartas, helados, dulces, etc.

- Productos derivados del trigo, arroz, pasta, cereales, entre otros.

- Todas las frutas, excepto las pequeñas porciones de frutos del bosque como las fresas.

- Guisantes, alubias, lentejas, garbanzos, y cualquier otra legumbre.

- Hortalizas de raíz y tubérculos como las patatas, zanahorias, batatas, etc.

- Condimentos o salsas, sobre todo los que contienen azúcar y grasas saturadas.

14.4.4 Alimentos que se deben consumir

Se recomienda que la dieta incluya el consumo de los siguientes alimentos:

- Carnes, como la carne roja, chuletón, jamón, salchichas, pollo y pavo.

- Pescados grasos como el salmón, las truchas y el atún.

- Huevos, que son ricos en omega 3 y pasteurizados.

- Aceites saludables como el aceite de oliva virgen extra, aceite de coco y aceite de aguacate.

- Aguacate entero o guacamole natural.

- Verduras bajas en carbohidratos como los tomates, las cebollas y pimientos.

- Mantequilla, quesos, nueces y semillas.

14.4.5 Suplementos

En este tipo de dieta no es necesario tomar suplementos, sin embargo los siguientes pueden ser de gran utilidad:

- Aceite de TMC, el cual puede añadirse a las bebidas o al yogur, proporcionando energía e incrementando los niveles de cetona.

- Agregar sal y otros minerales al empezar la dieta, para equilibrar los niveles de agua y minerales.

- La cafeína, que puede aportar beneficios para la energía y el rendimiento; además contribuye con la perdida de grasa.

- Cetonas exógenas, las cuales pueden ayudar a incrementar los niveles de cetona en el cuerpo.

- La creatina, que proporciona beneficios para la salud y el rendimiento.

14.5 La Dieta del Guerrero

Esta es una forma de ayuno intermitente que podría considerarse extrema, ya que implica comer muy poco, por lo general abarca unas pocas porciones de frutas y vegetales crudos, durante un periodo de ayuno de 20 horas y luego comer una comida grande por la noche.

La fase de alimentación es de aproximadamente 4 horas, en los que se consumen vegetales, proteínas y grasas saludables, además se incluyen algunos carbohidratos.

Es importante que las personas que acudan a este ayuno se aseguren de comer los nutrientes necesarios, porque de lo contrario puede afectar negativamente su salud digestiva e inmunológica.

15. RECETAS

Ahora que conoces sobre las diferentes opciones que te ofrece el ayuno intermitente, te compartimos algunas recetas para facilitarte este proceso.

15.1 Ensaladas.

Las ensaladas son una opción muy cómoda, permite obtener platos completísimos, saciantes pero no pesados, con todos los nutrientes necesarios.

15.1.1 Ensalada de Quinoa con Ternera y Aguacate

Este plato es muy completo y nutritivo, de digestión la ensalada es muy ligera pero saciante, así que no hará falta añadir mucho más. Un yogur natural o queso fresco con fruta de temporada de postre y será suficiente.

Tiempo de cocción: 30 minutos

Ingredientes para 1 persona:

1 Filete de ternera

Especias al gusto (Pimentón dulce y picante, comino, ajo en polvo, pimientas, etc.)

50 gramos de quinoa cocida

1 Aguacate mediano

1 Cogollo de lechuga

1 Tomate

1 Pimiento verde picante o dulce

1 Cebolla morada mediana

1 Limón

Sal

Perejil fresco o cilantro

Aceite de oliva virgen extra

Preparación:

Primero se debe secar bien la carne, salpimentar y aderezar con las especias de tu preferencia, masajear bien el filete y cocinarlo a la plancha o a la parrilla, marcándolo por ambos lados. Dejar enfriar por dos minutos y cortar en tiras.

Luego lavar bien el pimiento, el cogollo de lechuga y el tomate, secar y trocear; pelar la cebolla y cortar en julianas finas o en cubos, cortar también en piezas de un bocado el medio aguacate.

Disponer la quinoa cocida en el fondo de un plato, salpimentar y aderezar con especias al gusto, agregar un chorrito de aceite de oliva y repartir encima todos los ingredientes, terminando con la ternera.

Terminar salpimentando la ensalada y aliñando con aceite de oliva al gusto, zumo de limón y perejil o cilantro fresco picado.

15.1.2 Ensalada poke de atún y algas con aguacate

Esta ensalada es un plato muy sencillo, sabroso, fresco y saludable.

Tiempo de cocción: 15 minutos

Ingredientes para 1 persona:
150 gramos de atún fresco
3 gramos de alga wakame seca
2 gramos de alga hijiki seca
1 cebolla pequeña
3 tallos de cebollín

1 aguacate mediano
5 ml de semillas de sésamo negro y/o blanco
5 ml de salsa de soja baja en sal
2 ml de aceite de sésamo (Opcional)
Chile seco al gusto
Zumo de limón
Una pizca de sal

Preparación:

Secar bien el pescado, cortarlo en cubos de tamaño de un bocado y reservar.

Mientras tanto rehidratar las algas wakame y las hijiki en un bold con agua caliente unos 5 o 10 minutos. Escurrir muy bien y picar, lavar y picar la cebollina muy fina y el cebollino. Cortar en gajos el aguacate sin la piel y tostar las semillas de sésamo si se desea.

Disponer en un plato el pescado y mezclar con la cebollina, las algas, la salsa de soja y el aceite de sésamo, servir y añadir el aguacate, el cual se mojara con un poco de zumo de limón, añadir un poco de cayena, sal y decorar con el resto del cebollino.

Se recomienda acompañarlo de una guarnición

de arroz blanco que se puede usar también como base del cuenco antes de añadir el resto de la ensalada.

15.1.3 Ensalada de mango y calamar a la plancha

Esta es una ensalada fresca, nutritiva y llena de sabor, ideal como plato de entrada.

Tiempo de cocción: 40 minutos

Ingredientes para 4 personas:
Un calamar fresco y grande
Ralladura y zumo de limón,
2 dientes de ajo,
Media cucharadita de pimientas variadas molidas,
Un mango grande
Una cebolla tierna
Una guindilla roja fresca
Una bolsa de mezcla para ensalada
Unas hojas de cilantro
Sal

Preparación:

Se limpia bien el calamar y se corta el cuerpo en anillas dejándolas unidas por una parte; se ponen en un bol con la ralladura de limón, los ajos machacados, la pimienta y dos cucharadas de aceite y se deja marinar al menos por unos treinta minutos.

Se corta el mango en trozos y la cebolla en láminas finas y se mezclan ambas cosas con la guindilla cortada en rodajas y sin las semillas, el zumo de limón y una pizca de sal, se remueve y se deja marinar durante 10 minutos.

Se pone en una fuente la mezcla de la ensalada y se reparte por encima la mezcla de mango y cebolla. Se calienta la plancha y se asa el calamar el tiempo justo para que la carne se ponga blanca, se da la vuelta para que se cocine por todos lados, se saca y se pone sobre la ensalada, se ponen unas hojas de cilantro, se sala y se riega un chorrito de aceite.

15.1.4 Ensalada primaveral de garbanzos con tomates y ventresca de atún

Tiempo de cocción: 10 minutos

Ingredientes para 4 personas:
300 gramos garbanzos cocidos en conserva
200 gramos de tomate cherry de tres variedades
6 rabanitos
1 cebolla morada
20 aceitunas negras
250 gramos de ventresca de atún en conserva
90 ml de aceite de oliva virgen extra
30 ml de vinagre de vino blanco
2 cucharadas soperas de mostaza dijon
1 cucharada sopera de miel
Sal y pimienta al gusto.

Preparación:

Inicia escurriendo y lavando los garbanzos en conserva, se escurre también el aceite de la lata de ventresca de atún. Se reserva, mientras se lava y cortan los tomates cherry por la mitad, la cebolla en rodajas finas, así como los rabanitos y la rama de apio.

En una ensaladera se mezclan los garbanzos, con las hortalizas y la ventresca de atún, se salpimienta, se remueve bien y se reserva.

Para la vinagreta se echa la mostaza, el vinagre y la miel, se remueve y agrega el aceite, finalmente se espolvorea el tomillo por encima.

15.1.5 Ensalada de lentejas con hortalizas caramelizadas y naranja

Esta ensalada es una receta perfecta, un plato completo que se puede acompañar de unos brotes de alfalfa, si no le hace falta la carne se puede servir de plato único.

Tiempo de cocción: 1 hora 45 minutos

Ingredientes para 6 personas:
250 gramos de lentejas
1 laurel
0,5 calabacines

2 zanahorias
1 diente de ajo
30 gramos de brotes de alfalfa
2 naranjas
5 cucharadas de aceite de oliva virgen extra
1 cucharada de azúcar moreno
Tomillo seco
Cebollín al gusto
Sal y pimienta al gusto

Preparación:

Se cocinan las lentejas en una olla grande cubiertas de agua, se añade el laurel, llevando a punto de ebullición y se cuece durante 25 minutos, se salara al final de la cocción, se escurre y se deja enfriar.

En un sartén se caliente el aceite y se cortan las hortalizas en cubos, se agregan las hortalizas y el ajo picado, se saltean hasta que estén blandas, se añade el azúcar y se sigue cocinando durante unos minutos hasta que se caramelicen las hortalizas. Se salpimienta y se espolvorea el tomillo.

Esta receta también se puede hacer en el horno a 180ºC durante 20 minutos tapadas con papel de horno, una vez pase el tiempo, se destapa y se coce por 20 minutos más.

Las naranjas se pelan y se cortan los gajos de una en dados, la otra naranja se exprime y se reserva el zumo. Se pica el cebollín y en un bol o ensaladera se echan las lentejas, las legumbres caramelizadas, los dados de naranja y el cebollín picado, se decora con brotes de alfalfa y se añade el aliño de aceite y naranja, se salpimienta y se mezcla.

15.1.6 Ensalada templada de salmón y patata con hierbas frescas

Esta es una receta muy saludable y equilibrada, es un muy buen ejemplo de cómo incorporar el pescado cocinado a un plato fresco, sabroso y saciante.

Tiempo de cocción: 30 minutos

Ingredientes para 2 personas:
2 filetes o rodajas de salmón
Unas 6 a 8 patatas nuevas pequeñas

4 tomates tipo pera o de rama
Aromáticos
Mezcla de hojas verdes al gusto
1 limón
1 albahaca fresca
Perejil fresco
Cebollín fresco
Vinagre de manzana o jerez
Pimienta negra, sal y aceite de oliva virgen extra.

Preparación:
Las patatas se cocinan al vapor o al microondas, se procura que no se pasen demasiado y se dejan enfriar.

Mientras tanto se limpia el salmón retirándole la piel y las posibles espinas; se corta en tacos pequeños del tamaño de un bocado y regar con zumo de limón, algo de perejil picado y una pizca de pimienta negra, dejando reposar unos minutos.

Las patatas se cortan en trozos de más o menos el mismo tamaño, pelándolas o dejando la piel, se pican unas hojas de albahaca, perejil y cebollín y mezclar con un chorro de zumo de limón y aceite de oliva y vinagre al gusto; mezclar con las patatas.

Se calienta un poco de aceite de oliva en un sartén o plancha, dorar el salmón a fuego fuerte y cocinarlo lo justo, durante no más de 3 a 5 minutos. Retirar, montar los platos repartiendo todos los ingredientes, con los tomates lavados y troceados y añadir más hierbas si se desea. Se recomienda añadir un chorro extra de zumo cítrico al salmón antes de servir.

15.1.7 Ensalada de arroz con pollo asado, espárragos y maíz con aliño especial

Tiempo de cocción: 22 minutos

Ingredientes para 4 personas:
200 gramos de arroz basmati
50 gramos de maíz en grano
100 gramos de espárragos trigueros cocidos
100 gramos de tomate
2 cucharadas soperas de aceite de oliva extra virgen
1 cucharada sopera de vinagre
2 cucharadas soperas de mayonesa
Una pizca de comino molido

Sal al gusto

200 gramos de pechuga de pollo asado

2 kumquat cortado en rodajitas

Preparación:

Para comenzar el arroz basmati se coloca en remojo unos minutos para que se ablande y suelte algo de almidón. Después se cuece siguiendo las instrucciones del fabricante, normalmente son unos doce minutos aproximadamente y cuando está listo se escurre bien en un colador.

Para el aliño se mezcla el aceite, el vinagre, la mayonesa y se añade una pizca de comino molido. Se mezcla bien hasta emulsionar y reservar. Luego se pican los espárragos verdes en trocitos y se escurre el maíz cocido de la lata. Los tomates se cortan en pequeñas porciones y se prepara el pollo asado, cortando la pechuga en porciones pequeñas. Si hay algo de salsa del pollo, se puede mezclar en el aliño, aportándole más sabor.

Al final se mezclan los ingredientes para que queden bien repartidos y se aliñan justo antes de consumir, para que los ingredientes mantengan su tersura y textura; se decora el kumquat cortado en rodajas muy finas y un poco de tomillo fresco.

15.2 Recetas vegetarianas y veganas.

Para quienes practican el ayuno intermitente basados en alimentación vegetariana y vegana, las siguientes recetas son ideales, ya que aseguran una buena ingesta de todos los nutrientes, especialmente las proteínas requeridas diariamente.

15.2.1 Hamburguesa vegana de alubias con miso, nueces y avena.

Tiempo de cocción: 30 minutos

Ingredientes para 6 personas:
800 gramos de alubias rojas o pintas, negras, canela, cocidas.
1 cebolleta
1 zanahoria
70 gramos de copos de avena
60 gramos de nueces
50 ml de miso
1 chile rojo fresco

5 ml de zumo de limón
½ cucharadita de ajo granulado
Pimienta negra molida
Aceite de oliva virgen extra

Preparación:

En primer lugar se debe enjuagar y escurrir las alubias cocidas y reservar. Luego se lava la zanahoria y se ralla finamente; se pelan las nueces hasta tener 60 gramos; se corta la cebolla en trozos y se retira las semillas y el rabito de chile o guindilla; también se puede usar salsa picante o copos de chile.

Se juntan la avena, las nueces, el ajo granulado, el miso, la zanahoria, la cebolla, el chile y las especias, se añade un golpe de pimienta negra y se tritura hasta obtener una textura como de arena.

Luego se añaden las alubias, si es necesario, en varias tandas; se tritura la lima y se remueve para formar una masa con algunos grumos, pues interesa obtener algo de textura; al final debe quedar todo integrado para formar una masa maleable.

Se toman porciones y se forman hamburguesas de unos 7 cm de diámetro, que no sean ni muy finas, ni muy gordas; se ponen a calentar una plancha o grill, se pintan las hamburguesas con aceite de oliva por ambas caras y cocinar por los dos lados hasta que estén bien doradas.

Se arman con panecillos, lechuga, tomate, cebolla; según les apetezca.

15.2.2 Verduras guisadas con alubias y pasta.

Este es un plato que tiene todos los nutrientes necesarios, ideal para servir muy caliente en noches frías; eliminando el queso se convierte en una receta vegana que se puede completar de manera ideal con una ensalada sencilla y un pedazo de pan.

Tiempo de cocción: 1 hora y 30 minutos

Ingredientes para 4 personas:
80 gramos de alubias pintas secas
1 cebolla
2 ajos

1 zanahoria grande

100 gramos de judías verdes redondas

1 nabo mediano

1 calabacín mediano

1 apio

1 tomate grande y maduro

60 gramos de pasta corta seca

Caldo de verduras

Queso parmesano

Aceite de oliva virgen extra

Pimienta negra molida

Sal

Preparación:

Las alubias se ponen en remojo la noche anterior o muy temprana en la mañana. Luego empezar a cocerlas con agua limpia unos 30 minutos antes de elaborar el resto del guiso. Lavar todas las verduras, picar la cebolla y el ajo en piezas finas y trocear el resto.

Se calientan unas cucharadas de aceite de oliva en una olla, pochar la cebolla en el ajo y una pizca de sal; añadir la zanahoria y el nabo y dar unas vueltas hasta que cojan color. Incorporar las judías verdes, el calabacín y el apio, y sazonar con una parte de las hierbas.

Cuando las verduras empiecen a estar tiernas, agregar las alubias y parte de su agua de cocción, añadir el caldo hasta cubrir unos tres dedos y lleva a ebullición. Dejar que se cocine a fuego lento unos 20 minutos y añadir el tomate rallado y picado.

Dejar que continúe la cocción unos 20 a 30 minutos más, vigilando el nivel del líquido. Añadir la pasta, las hierbas aromáticas y salpimentar; seguir la cocción hasta que la pasta esta lista, añadir el queso rallado al gusto, tapar y cuando apague el fuego, dejar reposar unos 5 a 10 minutos.

15.2.3 Guiso de lentejas verdes con bulgur.

Este es un plato ligero, digestivo, saciante y energético, lleno de sabor.

Tiempo de cocción: 55 minutos

Ingredientes para 4 personas:
250 gramos de lentejas verdes de puy o similar

100 gramos de bulgur

2 patatas

2 zanahorias

2 apios

1 cebolla

2 dientes de ajo

1 litro de caldo de verduras o agua

400 gramos de tomate triturado

Comino molido al gusto

Laurel y perejil fresco

Aceite de oliva extra virgen

Sal al gusto

Preparación:

Se lavan y pelan todas las verduras y las patatas, la cebolla y los dientes de ajo se pican bien fino; las patatas, las zanahorias y el apio se trozan al gusto.

Se calienta un poco de aceite de oliva en una olla, se añade cebolla y ajo, dejando cocinar a fuego medio hasta que se transparenten; se les añade las zanahorias y el apio y se deja cocinar un par de minutos; posteriormente se añaden las patatas, el laurel, comino y cilantro molido y dar vueltas a fuego alto.

Ahora se añaden las lentejas y el bulgur y cubrir con el caldo, se incorpora el tomate mezclando todo bien. Se lleva a punto de ebullición, se tapa y se deja cocinar por unos 30 minutos aproximadamente hasta que las verduras estén bien tiernas; finalmente se salpimienta y condimenta al gusto.

15.2.4 Filetes de seitan en salsa pimienta.

Este plato es fácil y rápido de preparar, el seitan es rico en proteínas, es un plato muy digestivo (Salvo que se tengan problemas con el gluten); es fácil de acompañar, puedes usar una salsa nutritiva y una guarnición de patatas que redondan el plato.

Tiempo de cocción: 20 minutos

Ingredientes para 2 personas:
250 gramos de seitan cortados en filetes
1 diente de ajo
2 cucharadas de pimienta negra en grano
60 ml de vino blanco
60 ml de caldo de verduras

200 ml de nata liquida vegetal

Pimentón dulce o picante al gusto

Tomillo seco al gusto

Pimienta negra molida al gusto

Sal al gusto

Aceite de oliva extra virgen

Preparación:

Se escurre el seitan del posible liquido de su envase, se cortan filetes no muy finos y se secan con suavidad; luego se calienta un poco de aceite en un sartén y se dora a fuego alto por ambas caras, se retira y se reserva.

Se añade un poco más de aceite al sartén, se calienta a fuego medio y se agrega pimienta en grano y el ajo; se deja que liberen sus aromas y el ajo se dore hasta quedar crujiente, se retira el ajo y se reserva.

Se sube el fuego, se añade el vino y se deja que evapore el alcohol, pasados un par de minutos se incorpora el caldo y el tomillo, se remueve bien, se echa la nata y el pimentón, se agrega la sal necesaria y se devuelve el seitan cubriéndolo bien con el líquido.

Se mantiene la cocción a fuego medio unos minutos más hasta que la salsa espese un poco y se sirve con los chips de ajo y un poco de pimienta negra molida extra por encima.

15.2.5 Fideos de arroz con salteado de tofu y pimiento.

Tiempo de cocción: 35 minutos

Ingredientes para 2 personas:
120 gramos de fideos de arroz
200 gramos de tofu firme
1 pimiento rojo
1 trocito de jengibre fresco
15 ml salsa de soja
½ cucharadita de curry molido
¼ cucharadita de ajo granulado
1cucharadita de cúrcuma molida
1 lima
Pimienta negra molida
Sal
Aceite de oliva virgen extra
Perejil fresco o cilantro.

Preparación:

Para comenzar se desecha el líquido del tofu y se escurre bien; se envuelven varias capas de papel de cocina y dejar como minimo 15 minutos con un peso encima; luego se corta en cubos del tamaño de un bocado; se calienta un poco de aceite en un sartén y se dora el tofu por todos lados.

Los fideos de arroz se cocen en agua hirviendo con un poco de sal durante unos tres minutos, se escurre y enjuaga con agua fría, soltándolos un poco con un tenedor y se reserva.

El jengibre se ralla o pica muy fino, el pimiento se corta en tiras finas, se saltean en la misma sartén a fuego alto durante dos minutos, se salpimienta, se agrega la salsa de soja y las especias. Se rehoga por 5 minutos, se coloca el tofu, se dan un par de vueltas y se incorporan los fideos, se mezcla todo bien hasta que se integren los ingredientes y se sirve con perejil picado

15.3 Platillos con carne.

Para todos aquellos que las carnes no pueden faltar en la mesa, traemos las siguientes recetas, recuerda que la carne es una gran fuente de proteína, y es importante evitar las piezas más grasas, menos saludables y mucho más pesadas de digerir.

15.3.1 Albóndigas suecas de pavo.

Tiempo de cocción: 60 minutos

Ingredientes para 6 personas:
600 gramos de carne de pavo picada
50 gramos de mantequilla
1 cebolla
1 pan de pitta plano
350 ml de caldo de pollo
¼ de cucharadita de canela molida
¼ de cucharadita de clavos molidos
¼ de cucharadita de nuez moscada molida
1 cucharadita de ajo granulado
¼ de cucharadita de pimienta negra molida
1 yema de huevo

2 cucharadas de harina de trigo
2 cucharaditas de salsa de ostras
2 cucharaditas de mostaza dijon
125 ml de crema fraiche o crema fresca
Perejil fresco al gusto

Preparación:

Se derrite la mitad de la mantequilla en una cazuela y se sofríe la cebolla picada hasta que esté transparente, durante unos cinco minutos. Se corta el pan de pita en trocitos menudos y se le añade a la cazuela, se añaden dos cucharadas de caldo y se cocina durante un minuto o dos hasta que el pan ablande, pasamos esta mezcla a un bol, y se reserva.

Se añade a la mezcla la carne picada, las especias, la sal y la yema de huevo. Se remueve con las manos limpias hasta formar una masa homogénea, se hacen unas pequeñas bolas de carne del mismo tamaño.

En la misma cazuela se echa el resto de la mantequilla y se sofríen las albóndigas hasta que se vean doradas, se retiran al plato y se agrega la harina, se remueve para que se cocine con la mantequilla, se añade el caldo, la salsa de ostras y la mostaza, se cocina removiendo hasta que la salsa espese, se añade la nata fresca, se rectifica la sal, la pimienta y se añaden las albóndigas, se tapa y cocina durante 20 minutos hasta que las albóndigas estén blandas, y se sirve con perejil fresco espolvoreado.

15.3.2 Tataki de presa de ternera con basmati especiado.

Este plato es una receta sin grasas, no necesita utilizar aceite y una guarnición con arroz basmati cocido en blanco con especias son el complemento ideal.

Tiempo de cocción: 10 minutos

Ingredientes para 6 personas:
300 gramos ternera en un lingote o taco
Arroz basmati
Mermelada de tomate
Lechugas mezcladas
Sal de aceitunas negras
Brotes de cebolla o de aromáticas para decorar
Sal y pimienta al gusto

Preparación:

Se marcan los lingotes de presa de ternera en la parrilla precalentada, se dora bien la cara exterior por sus cuatro lados, se deja dos minutos sobre cada uno, mientras se prepara el arroz basmati.

El arroz se cuece en agua sal y con unas bayas de cardamomo, cuando esté en su punto se escurre bien y se espolvorea con especias variadas y pimientas, se sazona al gusto también la carne una vez lista.

Se filetean los lingotes de presa de ternera con un cuchillo afilado, se apilan los filetitos del tataki de ternera, se decoran con un cordón de mermelada de tomate, unos brotes de hierbas aromáticas y unos cristales de sal de aceitunas.

15.3.3 Pollo marsala con setas y tomatitos.

Esta receta es un delicioso guiso de pollo con vino y verduras, que se puede elaborar con pechuga, muslos o contra muslos, y es muy recomendable dejarle el hueso para que se obtenga mejor sabor. Se puede complementar con arroz blanco u otro cereal, pasta o con pan integral de calidad que aporte los hidratos de carbono complejos necesarios.

Tiempo de cocción: 60 minutos

Ingredientes para 2 personas:
2 contra muslos de pollo
2 muslos de pollo
8 champiñones medianos
150 gramos de setas en conserva variadas
1 diente de ajo
200 ml vino marsala seco
25 ml de brandy
5 gramos de maicena
Caldo de verduras o agua
8 tomates cherry
Tomillo y orégano seco
Aceite de oliva extra virgen
Sal y pimienta

Preparación:
Se seca el pollo, se retira el exceso de grasa y restos de plumas, se salpimienta y dora a fuego

vivo en un sartén amplio con un chorrito de aceite por ambas caras, se retira y se reserva.

Se lavan bien los champiñones, las setas y los tomatitos, se cortan los primeros por la mitad o en cuartos, si las setas son pequeñas se pueden dejar enteras o picarlas un poco.

En la misma cazuela que se doro el pollo, se saltean las setas, se deja que doren bien para que se caramelicen; cuando hayan cogido buen color se añade el diente de ajo, un golpe de pimienta negra, un poco de tomillo y orégano.

Se añade el brandy y el vino, dejar que evapore el alcohol y bajar el fuego. Desleír la maicena en un par de cucharadas de agua fría y agregar al guiso, removiendo bien. Cocinar a fuego suave unos 10 minutos, incorporar más caldo o agua si es necesario.

Se devuelve el pollo, se mezcla bien con la salsa, se añade más tomillo, orégano y se tapa; se deja cocinar unos 15 o 20 minutos, hasta que el pollo este casi listo, removiendo de vez en cuando y controlando el nivel de líquido. Finalmente se añaden los tomates y se cuece por unos 5 o 10 minutos más.

15.3.4 Pastel de cordero con salsa de tahini y tomate.

Tiempo de cocción: 1 hora y 20 minutos

Ingredientes para 6 personas:
1 calabacín (160 gr)
1 zanahoria (100 gr)
1 cebolla (180 gr)
3 tomates (180 gr)
500 gramos de carne picada de cordero
4 dientes de ajo
80 gramos de queso parmesano
50 gramos de pan rallado
2 huevos
2 cucharadas de tomate concentrado
3 cucharaditas de comino molido
2 cucharaditas de pimienta de Jamaica
100 gramos de tahini
1 zumo de limón cucharada
Sal

Preparación:

Para comenzar se pone a calentar el horno a 190ºC, mientras tanto el calabacín, la zanahoria, la cebolla y unos de los tomates pelados y cortados gruesos en una picadora, se procesan las verduras hasta obtener una pasta que tenga una consistencia similar a la de la carne picada; se pasa la mezcla a un colador grande y extrae todo el agua que sea posible.

En un bol grande se mezcla la pasta de verduras colada con la carne picada, dos dientes de ajo picados, el queso rallado, el pan rallado, los huevos, el concentrado de tomate, las especias y una cucharadita de sal y se mezclan bien todos los ingredientes.

Engrasa un molde rectangular con aceite para que no se pegue el pastel y se vierte en el la masa de carne y verduras; se coloca este sobre una fuente de horno ancha y con cuidado, se vierte agua en ella hasta cubrir la mitad de la altura del molde rectangular, con esto se busca que el pastel se hornee a la vez que se hace el baño maría.

Se mete la fuente con el molde en el horno, se deja que se cocine durante aproximadamente una hora, hasta que la parte superior del pastel se haya dorado.

Mientras se cocina el pastel, se prepara la salsa con la que se cubrirá el pastel.

En un bol mediano se mezcla el tahini o tahina, con los dos dientes de ajo que quedan, el zumo de limón y una pizca de sal. Se incorpora poco a poco 70 ml de agua, removiendo hasta obtener una salsa densa y cremosa.

Cuando el pastel esté listo, se retira el molde rectangular del baño María y se deja enfriar durante 10 minutos. Se escurre el líquido y el exceso de grasa que puede quedar en el molde y con la ayuda de una espátula, extraer el pastel y pasarlo a una fuente en la que se va a servir.

Se riega el pastel con la salsa de tahini y con los tomates rallados que quedan.

15.3.5 Estofado de ternera al vino tinto.

Este es un plato que admite infinidad de versiones, permite prescindir del aceite en su elaboración, y aunque lleva muchas horas de cocción, es un plato delicioso e ideal para acompañar tu proceso de ayuno intermitente.

Tiempo de cocción: 17 minutos

Ingredientes para 4 personas:
500 gramos de ternera para estofar en dados
1 cebolla
1 puerro
1 zanahoria
1 tomate
1 caldo de carne concentrado
Sal
Pimienta negra molida
150 ml vino tinto
15 gramos de maicena exprés

Preparación:
Iniciamos pelando la cebolla, se corta por la mitad y cada mitad en finas tiras, se retira la parte

verde del puerro y se corta la parte blanca en dos longitudinalmente. Se pican los puerros y lo lavamos bien para retirar los restos de tierra que pueda contener. Se lava y se pela la zanahoria y se corta en discos; se lava el tomate y se corta en cuartos.

En una cazuela se colocan todas las verduras, comenzando por la cebolla que hará el papel de base, se salpimienta al gusto; sobre las verduras se coloca la ternera en dados, los espolvoreamos con la pastilla de caldo de carne y regamos con el vino tinto. Se tapa la cazuela y se programa seis horas a temperatura baja.

Cuando ha transcurrido todo este tiempo, se remueve el estofado y se espolvorea con la maicena, se deja la cazuela una hora más y a alta temperatura, no hace falta taparla, lo importante es que la salsa espese y tome consistencia; se sirve inmediatamente con una guarnición de puré de patatas, arroz blanco o similar.

15.3.6 Pollo en salsa cazadora o chasseur.

Tiempo de cocción: 40 minutos

Ingredientes para 4 personas:
6 panceta ahumada de calidad
2 pechugas de pollo
250 gramos de champiñones
2 dientes de ajo
1 cucharada de harina de trigo
200 gramos de tomates en conserva natural
50 ml de vino blanco
150 ml de caldo de pollo o carne o verduras
2 ml de salsa worcestershire
Pimienta negra molida
Sal al gusto

Preparación:
Se trocea la panceta o beicon en piezas de un bocado; se seca el pollo, se retiran los restos de grasa y se corta en cubos; se lava bien y se secan los champiñones, se trocean o laminan.

Se calienta una cazuela y se añade la panceta; se sofríe brevemente para que se dore en su propia grasa, se remueve bien para incorporar el pollo, se sube el fuego, se salpimienta y se saltea unos pocos minutos hasta que este dorado.

Se echan los champiñones y el ajo, se remueve y salpimienta ligeramente; se cocina el conjunto unos tres o cuatro minutos, hasta que las setas empiecen a soltar sus jugos y reducir, se agrega la harina, removiendo rápidamente para formar una pasta.

Se echan los tomates, se aplastan un poco y se agrega el vino. Pasados dos minutos se añade también el caldo, ajustando a ojo para que se forme un guiso pero no demasiado liquido; se añade un poco de salsa worcestershire, se baja el fuego, y se deja cocinar unos 15 minutos aproximadamente.

15.3.7 Albóndigas a la jardinera.

Tiempo de cocción: 1 hora 40 minutos

Ingredientes para 6 personas:
Para el adobo:

800 gramos de carne de ternera picada

2 huevos

30 ml de vino de jerez

90 ml de leche

2 dientes de ajo

30 gramos de pan rallado

Perejil al gusto

Sal y pimienta al gusto

Para las albóndigas:

Harina de trigo,

2 cebollas

2 zanahorias

1 pimiento verde

2 dientes de ajo

2 tomates

180 gramos de guisantes

650 ml de caldo de carne

140 ml de vino blanco

130 ml de aceite de oliva

Preparación:

Se toman las porciones de carne y se les da forma redondeada, se pasan por harina y se reservan. Se pone una sartén con aceite de oliva y se doran las porciones de carne sin pasarlas demasiado y se reservan.

Para hacer la salsa en una cazuela se echa aceite, se caliente y se echa el ajo y la cebolla picada, la zanahoria cortada muy menuda y el pimiento verde finamente picado; se sofríen las verduras durante 15 minutos o hasta que estén blandas.

Se añaden los tomates picados en dados sin piel ni semillas y se dejan cocinar durante 10 minutos; cuando pase el tiempo se añade el vino y se deja evaporar durante cinco minutos y se agrega el caldo de carne caliente.

Se deja cocinar a fuego lento unos 20 minutos y se añaden los guisantes y la carne, se cocina de nuevo a fuego lento durante 15 minutos más y se sirve bien caliente.

15.4 Recetas con pescado.

El pescado es una excelente fuente de proteína, son más recomendables que la carne, dado que son alimentos bajos en grasa.

15.4.1 Merluza rellena de champiñones y gambas.

La merluza es un pescado de buena calidad y bien cocinados un manjar, este es un plato fácil perfecto para compartir en cualquier ocasión.

Tiempo de cocción: 60 minutos

Ingredientes para 4 personas:
1 Kg de merluza
2 patatas medianas
2 nabos blancos
1 cebolla
250 gramos de champiñones
200 gramos de gamba limpia
200 ml de vio blanco
1 guindilla de cayena
1 cucharadita de maicena
Pimienta negra molida
Ajo granulado
Aceite de oliva extra virgen
Perejil fresco
Sal

Preparación:

Precalentar el horno a 200°C y engrasar con aceite un sartén; se abre la cola con cuidado por la mitad y retirando la espina central.

Se lavan las patatas y los nabos, se pelan y cortan en rodajas de menos de un dedo de grosor; se fríe ligeramente sin mucho aceite dejando que se doren dándoles la vuelta por ambos lados; se reserva el aceite y se coloca en el sartén salpimentándolas; se hornea por 15 minutos con un chorro de vino blanco o de caldo.

Se pica la cebolla y se lavan y pican los champiñones; se pocha en el aceite de las patatas con una pizca de sal la cebolla, se incorporan los hongos y se cocina a fuego vivo hasta que reduzcan su volumen a la mitad; se añaden las gambas troceadas, se salpimienta y se agrega la cayena desmenuzada; se cocina a fuego medio, salteando el conjunto, hasta que reduzca bastante el líquido.

Se abre la merluza, se sazona con ajo y pimienta y se reparte el relleno de champiñones y gambas, reservando los jugos del sartén. Se cierra, presionando con suavidad, se puede atar con hilo de cocina y se lleva a la sartén, se agrega un chorro de vino blanco y un poco de caldo y se hornea durante unos 20 o 25 minutos.

Se vuelve a calentar el sartén donde se ha cocinado el relleno y se añaden los jugos, se moja con vino y un poco de caldo o agua; se liga con una cucharadita colmada de maicena diluida en agua fría y cocinar a fuego vivo removiendo hasta que espese; se añade el perejil fresco y un poco de pimienta; se salsea la merluza repartida en raciones.

15.4.2 Empedrat.

Tiempo de cocción: 30 minutos

Ingredientes para 4 personas:
400 gramos de judías blancas hervidas
200 gramos de bacalao desalado
1 tomate grande
1 cebolla grande
0,5 pimiento rojo
2 huevos
Aceite de oliva extra virgen
Aceitunas negras

Sal al gusto

Preparación:

Se parte el bacalao desalado y las judías ya hervidas, se empieza por desmigar el bacalao, sacando tiras de bacalao, se recomienda hacerlo con las manos para que quede más deshilachado y absorba más el aceite.

Se pone en un bol, junto a las judías escurridas, se trocea en pequeños pedazos el tomate, la cebolla y el pimiento y se agrega al bol; se incorporan las aceitunas y se aliña todo con abundante aceite de oliva y sal. Se pelan los huevos, se parten por la mitad y se sirve el empedrat con los huevos.

15.4.3 Chirashi sushi o chirashizushi.

Tiempo de cocción: 50 minutos

Ingredientes para 2 personas:
200 gramos de arroz japonés o tipo bomba
50 ml de vinagre de arroz

5 gramos de azúcar

2 gramos de sal

2 huevos

4 langostinos cocidos

150 gramos de pulpo cocido

1 pepino pequeño

5 setas shiitake frescas

1 salmón fresco solomillo limpio

10 ml de huevas (Mújol, salmón)

100 ml de caldo de pollo, verduras o agua

20 ml de sake o vino blanco

Alga nori

Salsa de soja

Aceite de oliva virgen extra

Una pizca de sal

Preparación:

Para iniciar se debe cocinar el arroz, se realiza de la misma forma que cuando se elabora sushi; se lava muy bien el arroz hasta que el agua salga limpia, se coce siguiendo las indicaciones del paquete para dejarlo en su punto. A continuación hay que mezclar el vinagre con el azúcar y sal para aliñar el arroz cocido y después se deja enfriar extendiéndolo en una bandeja y se abanica.

Después solo hay que preparar el resto de ingredientes, es muy práctico emplear sobras de langostinos cocidos, o una pieza de pata de pulpo, etc.

Para preparar la tortilla fina cortada en tiras (kinshi tamago) se baten los huevos con una pizca de sal y de azúcar y se cocina en una sartén antiadherente ligeramente engrasada, a fuego medio, como si fuera una crepe, debe quedar muy fina. Una vez firme, se le da la vuelta para dorarla por la otra cara, después se enrolla para cortarla en julianas finas.

Se lavan las setas shiitake y se cortan en julianas, se saltean a fuego vivo con una pizca de sal y el caldo dashi, sake y un poco de salsa de soja; se saltea hasta que se evapore todo el líquido y reservar.

El salmón se corta en piezas delgadas, se pelan los langostinos cocidos, dejando el extremo de las colas, retirando la tripa; se corta el alga nori en tiras o en pequeños trozos, se corta el pepino y el pulpo cocido en rodajas finas.

Se montan los platos colocando una base de

arroz enfriado y el resto de los ingredientes, siguiendo un buen orden y cierto sentido estético. Hay que procurar que queden equilibrados, sin amontonar demasiado. Se pueden añadir huevas de diferente tipo o sucedáneo de caviar.

15.4.4 Sepia con salsa brava y patatas al microondas.

Tiempo de cocción: 20 minutos

Ingredientes para 4 personas:
1 sepia
4 patatas
Salsa brava al gusto

Preparación:
Se corta la sepia en tiras y después las tiras en tacos, en un sartén con unas gotas de oliva se van dorando los tacos de sepia hasta que estén muy blancos y con pequeñas costras marrones en la parte exterior.

Por otro lado, se van cociendo las patatas en el microondas, para ello se pelan las patatas, se cortan en trozos y se pinchan, se envuelven en papel film, se meten al microondas y se cocina.

Se prepara una salsa brava clásica o una comercial según la preferencia; se sirve la salsa sobre los trozos dorados de sepia y se mezcla bien a fuego vivo, para que la sepia se impregne del sabor.

Se agregan los trozos de patata cocida y los integramos en el guiso de sepia, removiendo para que estén bien repartidos, luego de cinco minutos se apaga el fuego y se deja reposar una hora antes de darle otro calentón y llevarlo a la mesa.

15.4.5 Bacalao con coliflor a la gallega.

Tiempo de cocción: 50 minutos

Ingredientes para 4 personas:
4 Bacalao en lomos limpios
1 coliflor pequeña
2 patatas medianas
4 dientes de ajo
2 cebollas blancas

2 cucharaditas de pimentón dulce
10 ml vinagre de manzana o sidra
Sal al gusto
Aceite de oliva extra virgen

Preparación:

Se cortan los ramilletes de la coliflor, procurando, procurando que no se rompan mucho, lavarlos y secarlos; se lavan las patatas, se pelan y se cortan en rodajas que sean del grosor de un dedo, se corta la cebolla en julianas finas y se laminan los ajos.

Se pone a calentar un sartén con un fondo de aceite de oliva extra virgen a potencia media con los ajos laminados, dejando que se doren ligeramente. Se añade la cebolla y una pizca de sal, se remueve y sofríe hasta que estén muy tiernos, se retira del fuego, se añade vinagre y el pimentón, remover y luego reservar.

En una cazuela amplia calentar un fondo de agua y añadir las patatas y la coliflor. Se sala ligeramente se tapa y se deja cocinar hasta que ambos ingredientes estén tiernos pero procurando que aun estén firmes y no se deshagan. Se deben poder atravesar con un palillo.

Se añade el bacalao limpio encima, tapar de nuevo y dejar cocinar unos pocos minutos hasta que el pescado esté listo. Se añaden las tajadas de pimentón por encima y mover la cazuela por las asas para repartirla bien. Se deja reposar un par de minutos fuera del fuego y servir con perejil al gusto.

15.4.6 Kibbeh samak o pastel libanes de pescado.

Tiempo de cocción: 1 hora 15 minutos

Ingredientes para 8 personas:
1 Kg de merluza
400 gramos de bulgur
350 gramos de cebolla
Perejil, cilantro y menta fresca
Piel de naranja rallada
Comino y canela molida
Pimienta negra molida
Aceite de oliva extra virgen
900 gramos de cebolla
30 gramos de piñones pelados

Sal al gusto

Preparación:

Se empieza limpiando el bulgur y poniéndolo en remojo unos 20 minutos para que se hidrate. Mientras se hidrata, se hierve el pescado, se le quita la piel y las espinas; se pela y corta la cebolla en trozos. En la trituradora se pasa la cebolla, el pescado, el perejil, el cilantro, la menta y la piel rallada de naranja.

Se escurre el bulgur y se le añade la mezcla anterior. Se condimenta con comino, canela, sal y pimienta. Se reserva y mientras tanto se va preparando el relleno. Se pica la cebolla bien fina y se va colocando en un sartén a fuego lento y tapado con un poco de aceite. Cuando este bien caramelizada, se saca y se pasan un poco los piñones por la misma sartén, después se añade a la cebolla.

Se extiende la mitad de la masa del pastel en un molde untado ligeramente con aceite, se reparte el relleno por encima y se cubre con el resto de la masa, se cortan en cuadritos, se riega con aceite de oliva y se le coce a horno precalentado a 180° unos 45 minutos.

16. EJERCICIO

El ayuno intermitente en combinación con la realización de ejercicio de forma regular contribuye a la pérdida de peso al contribuir a la quema rápida de grasa.

16.1 El glucoceno y los depósitos de grasa

El cuerpo necesita energía para la realización de cualquier actividad física y esta energía se obtiene a partir de las reservas de glucoceno, de las cuales se puede beneficiar durante dos horas; pero cuando estas reservas se acaban el cuerpo adquiere la energía de sus depósitos de grasa y comienza a quemarla, y es ahí donde se empieza a perder peso.

Si se incorpora el ayuno intermitente al estilo de vida y se realiza ejercicio de manera regular, el perímetro abdominal se reduce y se pierde peso más rápido.

De este modo, se quema la grasa sin reducir la masa muscular.

16.2 Déficit calórico moderado

Desarrollar actividad física permite quemar calorías, pero si se ingieren pocas calorías se puede llegar a perjudicar el estado de salud debido a la falta de nutrientes.

Es importante tomar las precauciones necesarias, consumir las calorías que el cuerpo requiere para n poner en riesgo la salud.

16.3 Recomendaciones

Para obtener resultados efectivos se deben incluir ejercicios de fuerza en la rutina de entrenamiento y al mismo tiempo aumentar la ingesta de proteínas como minimo al 25% para de esta manera mantener la masa muscular.

Otro aspecto importante para tener en cuenta y que ya se ha mencionado anteriormente, es que el ejercicio se realice justo antes de la comida más contundente del día; de este modo se activa el metabolismo y se queman antes las calorías que se ingieren.

17. GLOSARIO

- **Aderezar**. Acción de agregar sal, aceite, vinagre, especias, etc., a ensaladas u otras preparaciones frías. Dar su justo sabor a una comida, con la adición de sal u otras especias.

- **Aditivo**. Cualquier sustancia que independientemente de su valor nutricional, se añade intencionadamente a un alimento con fines tecnológicos en cantidades controladas. Entre ellos, conservantes, colorantes, potenciadores del sabor o agentes que actúan sobre la textura, como estabilizantes, espesantes, gelificantes, etc.

- **Adobar**. Colocar un género crudo o troceado dentro de un preparado llamado adobo con objeto de darle un aroma especial, ablandarlo o simplemente conservarlo.

- **Ácidos grasos**. Componente principal de las grasas que el cuerpo utiliza para generar energía y desarrollar tejidos. Están formados por una cadena recta de carbonos, un grupo de carboxilo y un grupo de metilo en cada extremo.

- **Alimentos funcionales**. Alimentos que poseen un efecto beneficioso sobre una o varias funciones específicas en el organismo, más allá de los efectos nutricionales habituales.

- **Aminoácidos**. Compuestos orgánicos que se combinan para formar proteínas. Están formados por un grupo amino y un grupo carboxilo. Existen 20 aminoácidos.

- **Antioxidantes**. Sustancias que retardan o bloquean parte del daño causado por los radicales libres. Algunos son el beta caroteno, el licopeno o las vitaminas A, C y E.

- **Apetito**. Es una necesidad de comer regulada por factores psicológicos o sociales, relacionados con el placer que produce el acto de comer. Es selectiva y está influida por la palatabilidad, el sabor y el aroma del alimento. Debe diferenciarse del hambre.

- **Aromatizar**. Añadir a un preparado, elementos con fuerte olor y sabor.

- **Baño maría**. Recipiente de bastante más altura que diámetro con mango o pequeñas asas que se utiliza para contener jugos, salsas, etc. recipiente con agua caliente que sirve para contener los baños anteriormente citado y conservar su temperatura. Forma de cocción.

- **Brasear**. Cocer los alimentos brevemente después de haberlos soasado en un minimo líquido y con el recipiente tapado.

- **Caloría**. Unidad de energía; es la cantidad de energía necesaria para elevar 1°C la temperatura de 1 gramo de agua.

- **Caramelizar**. Untar un molde o cubrir un género con azúcar a punto de caramelo.

- **Celulosa**. Tipo de fibra insoluble que se encuentra fundamentalmente en frutas, vegetales y cereales.

- **Cocer**. Hacer entrar en ebullición un líquido. Transformar por la acción del calor, el gusto y las propiedades de un género. Ablandar y hacer digeribles los alimentos.

- **Colorantes**. Sustancias capaces de modificar el color de los alimentos y bebidas. Pueden ser naturales o sintéticos.

- **Condimentar**. Añadir especias a un género para darle sabor.

- **Conservantes**. Sustancias capaces de inhibir, retardar o detener los procesos de fermentación, enmohecimiento, putrefacción y otras alteraciones biológicas de los alimentos y bebidas. Entre ellos, ácido ascórbico, acido benzoico, nitratos y nitritos.

- **Desalar**. Sumergir un género salado en agua, fría por lo general, para que pierda la sal.

- **Embridar**. Fijar con ayuda de una aguja y bramane los miembros de un ave. Sujetar con bramante o dar la forma deseada a una pieza antes de su preparación.

- **Fibra Dietética**. Grupo heterogéneo de sustancias que no pueden ser dirigidas por las enzimas del aparato digestivo, pero si atacadas y fermentadas por la flora del colon, dando lugar a elementos beneficiosos. Están presentes en cereales, legumbres, frutas y verduras.

- **Fructosa**. Carbohidrato monosacárido presente en la miel y en el azúcar de las frutas.

- **Glucosa**. Es el principal monosacárido en la sangre y una fuente importante de energía para los seres vivos. Abundante en el azúcar, las frutas, la miel y los refrescos.

- **Grasa insaturada**. Grasa que contiene uno o más dobles enlaces en su molécula. Si es uno se denomina grasa mono insaturada, si son dos o más, poliinsaturada. De esta última existen dos familias que son la omega 3 y omega 6.

- **Grasa saturada**. Es la grasa constituida por ácidos grasos que no contienen ningún doble enlace en sus moléculas. Presente en alimentos de origen animal y en el aceite de coco y de palma.

- **Guarnición**. Géneros diversos que acompañan y complementan los platos de cocina. Aportación estética del plato.

- **Hambre**. Necesidad fisiológica de comer. A diferencia del apetito, el hambre responde a una necesidad física y no selectiva, que se puede ver satisfecha por cualquier tipo de alimentos.

- **Hervir**. Cocer un género por inmersión en un líquido en ebullición. Hacer que un líquido entre en ebullición por la acción del calor.

- **Hierbas aromáticas**. Constituyen un condimento fundamental en la cocina, ya que aportan aromas y sabores naturales. Existen multitud de ellas como el perejil, perifollo, cebollino, apio, romero, tomillo, laurel, estragón, menta, hinojo, etc.

- **Índice de masa corporal IMC**. Medición de la obesidad propuesta por la Organización Mundial de la Salud. Esta correlacionado con el grado de adiposidad. Se obtiene dividiendo el peso en kilogramos por la talla en M^2.

- **Infusión**. Resultado de añadir agua hirviendo sobe una planta aromática para extraer su color, aroma y sabor.

- **Ingrediente**. Elemento que forma parte de una receta.

- **Insulina**. Polisacárido compuesto por cadenas de fructosa. Es un tipo de fibra soluble que tiene la capacidad de formar geles y retener agua. La insulina fomenta el desarrollo de la flora bacteriana beneficiosa para la salud.

- **Juliana**. Forma de cortar en tiras de 3 a 5 cm de largo por 1 a 3 mm de grueso.

- **Lactosa**. Carbohidrato disacárido formado por una molécula de glucosa y una de galactosa. Es el azúcar presente en la leche de los mamíferos. Es menos soluble y menos dulce que la glucosa.

- **Macerar**. Poner en remojo alimentos durante un tiempo para que adquieran aroma y sabor.

- **Macronutrientes**. Son los nutrientes que se encuentran en mayor cantidad en los alimentos y que aportan más energía al organismo. Los principales son los hidratos de carbono, las grasas y las proteínas.

- **Marinar**. Poner géneros, generalmente carnes o pescados en compañía de vino, hierbas aromáticas, etc., para conservarlos, aromatizados o ablandarlos. La palabra hace referencia al agua marina utilizada antiguamente para este fin.

- **Metabolismo basal**. Valor minimo de energía necesario para que una persona realice las funciones metabólicas básicas. Depende de varios factores como la edad, el peso, la talla o el sexo.

- **Micronutrientes**. Nutrientes que no aportan energía, pero que son utilizados con fines estructurales o para el metabolismo. El organismo los necesita en pequeñas cantidades y son indispensables para la vida. Son las vitaminas y los minerales.

- **Minerales**. Sustancias naturales necesarias para la vida, ya que forman parte de las estructuras de las células y participan en el metabolismo.

- **Nitratos**. Forman parte de la composición

química de algunos alimentos de origen vegetal. Se usan como aditivos alimentarios, conservantes y fijadores de color de algunos alimentos elaborados, sobre todos derivados cárnicos.

- **Nutrientes**. Sustancias que se encuentran en los alimentos y que son utilizadas por las células para participar en las reacciones metabólicas. Son las proteínas, los hidratos de carbono, los lípidos, las vitaminas, los minerales y el agua.

- **Oligoelementos**. Son los minerales que necesitamos en muy pequeñas cantidades, pero que son esenciales para la vida porque su carencia produce trastornos y anomalías. Son el hierro, el zinc, el cobre, el yodo, el manganeso, el flúor, el molibdeno, el cobalto, el selenio y el cromo.

- **Pectinas**. Tipo de fibra muy soluble en agua, presente principalmente en frutas. Son muy utilizadas en la industria alimentaria por su efecto formador de geles. Son degradadas por la flora bacteriana del colon.

- **Pochar:** freír los alimentos en una sartén o cacerola a fuego lento hasta obtener el punto deseado de ternura y sabor.

- **Potenciadores del sabor.** Sustancias que no aportan un sabor propio a los alimentos, sino que refuerzan el de los otros compuestos presentes. Por ejemplo, acido glutámico, maltol, ácido guanilico, etc.

- **Prebióticos.** Ingredientes no digeribles que favorecen el crecimiento de bacterias intestinales beneficiosas para la salud. Los más estudiados son los carbohidratos y la insulina que se encuentra en vegetales como el ajo, la cebolla, el puerro, el esparrago, la alcachofa o el plátano.

- **Probióticos.** Microorganismos vivos que promueven el desarrollo de bacterias intestinales beneficiosas e inhiben el crecimiento de bacterias patógenas, por lo que su consumo puede tener efectos positivos para la salud. En forma natural, se encuentran en lácteos fermentados, vegetales fermentados, soja, cereales, productos cárnicos, pescados fermentados y bebidas alcohólicas artesanales.

- **Proteínas**. Moléculas formadas por cadenas de aminoácidos. Nos aportan cuatro calorías por gramo y realizan muchas funciones, como el estructural (colágeno), defensiva (anticuerpos) o transportadora (hemoglobina).

- **Sacarina**. Es un tipo de edulcorante artificial. No aporta calorías y es 300 veces más dulce que la sacarosa. Es muy estable, ya que no se ve afectada por el calentamiento ni por la acidez.

- **Sacarosa**. Es el azúcar común, un disacárido formado por una molécula de glucosa y otra de fructosa. Se obtiene de la remolacha azucarera y de la caña de azúcar. Se usan los alimentos por su alto poder endulzante.

- **Salpimentar**. Sazonar de sal y pimienta.

- **Sazonar**. Aderezar, condimentar, dar sazón a los alimentos.

- **Sobrepeso**. Acumulo de grasa corporal que se define con un valor de índice de masa corporal de entre 25 y 30 Kg/M^2.

- **Sodio**. Es un mineral esencial del que se necesitan unas ingestas mínimas muy bajas, de unos 200 mg/día. Se encuentra en la sal común y en alimentos como la leche y derivados, mantequilla y margarina, ahumados, conservas, embutidos y frutos secos salados.

- **Tiamina**. Vitamina hidrosoluble, también llamada B1, cuya carencia produce trastornos como el beriberi que afecta al sistema nervioso y al sistema cardiaco. Se encuentra en alimentos como cereales, legumbres y carnes.

- **Tracto gastrointestinal**. También conocido como aparato digestivo, se trata del conjunto de órganos encargados de la transformación de los alimentos para que el organismo pueda utilizar los nutrientes. Está formado por la boca, faringe, esófago, estómago, intestino delgado e intestino grueso.

- **Trazabilidad**. Capacidad para seguir el desplazamiento de un alimento a través de una o varias etapas especificadas de su producción, transformación y/o distribución.

- **Triglicéridos**. Son las moléculas que almacenan grasas. Cada triglicérido está formado por una molécula de glicerol y tres ácidos grasos que se liberan a la luz del intestino en el proceso de la digestión.

- **Tripsina**: enzima liberada por el páncreas para la degradación de las proteínas en moléculas más pequeñas, como péptidos o aminoácidos y así facilitar su absorción.

- **Vitaminas**. Son compuestos esenciales para el organismo, ya que este no los puede sintetizar. Desempeñan distintas funciones y se necesitan en pequeñas cantidades, pero tanto su exceso como su defecto pueden producir enfermedades. Se encuentran principalmente en frutas y verduras.

- **Zinc**. Mineral cuya carencia puede producir lesiones en la piel y retraso en la cicatrización de las heridas. Es un componente de enzimas importantes y se encuentra en las carnes, pescados y huevos.